essentials

Thomas Koller

Klinische Umsetzung der Biomechanik in der postoperativen Nachbehandlung

Leitfaden für Physiotherapeuten und Ergotherapeuten

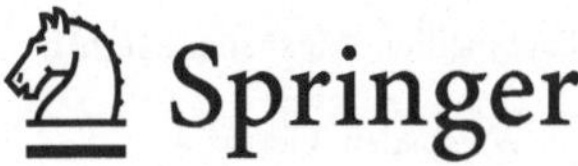 Springer

Thomas Koller
Rehaklinik Bellikon
Bellikon, Schweiz

ISSN 2197-6708 ISSN 2197-6716 (electronic)
essentials
ISBN 978-3-658-27958-5 ISBN 978-3-658-27959-2 (eBook)
https://doi.org/10.1007/978-3-658-27959-2

Die Deutsche Nationalbibliothek verzeichnet diese Publikation in der Deutschen Nationalbibliografie; detaillierte bibliografische Daten sind im Internet über http://dnb.d-nb.de abrufbar.

Springer ist ein Imprint der eingetragenen Gesellschaft Springer Fachmedien Wiesbaden GmbH und ist ein Teil von Springer Nature.
Die Anschrift der Gesellschaft ist: Abraham-Lincoln-Str. 46, 65189 Wiesbaden, Germany

Was Sie in diesem *essential* finden können

- Biomechanische Grundlagen
- Belastungsfähigkeit während der Wundheilung
- Sensibilisierung auf entstehende Kräfte bei postoperativen Übungen und Aktivitäten
- Klinischer Übertrag anhand von praktischen Beispielen

Inhaltsverzeichnis

Einführung 1

Die Biomechanik besitzt viele Gesichter. Man begegnet ihr in der Ganganalyse, bei allgemeinen Bewegungsanalysen, in der Gelenkmechanik, bei der Festigkeitsprüfung von Geweben und bei der Festigkeitsprüfung von Implantaten etc.

Weniger bekannt sind die Hebelwirkungen bei Teilbelastungen und entstehenden Kräften in Frakturen bei entsprechenden Aktivitäten.

Und gerade Letzteres spielt in der physiotherapeutischen und ergotherapeutischen Untersuchung und Behandlung eine zentrale Rolle. Hier ist besonders das Verständnis für entstehende Kräfte bei Hebelwirkungen und Beschleunigungen wichtig. Bei den verschiedenen aktiven und passiven Therapieinterventionen soll stets beachtet werden, welchen Kräften und Drehmomenten die verletzte Struktur bei der aktuell vorgesehenen Therapieintervention ausgesetzt wird. Dem Therapeuten muss bei instruierten Übungen sowie bei Alltagsaktivitäten des Patienten stets bewusst sein, welche wirkenden Kräfte (vornehmlich komprimierender Art) generiert werden und gegebenenfalls korrigierend eingreifen.

Die Wundheilungsphasen inkl. gewebephysiologischer Aspekte sind weitere Parameter für die Auswahl der therapeutischen Interventionen (siehe Essentials: Rehabilitation von spezifischem Gewebe). Auch die Kenntnis der Anatomie, die Art der Verletzung und die operative Versorgung müssen für eine adäquate Wahl der Therapieintervention Voraussetzung sein. Trotz alledem wird es immer einen „Graubereich" geben, in welchem sich die Physiotherapie und Ergotherapie bewegen wird. Ziel in diesem Essentials ist, diesen „Graubereich" etwas zu verkleinern, umso mehr Sicherheit bei der Wahl therapeutischer Interventionen im Genesungsverlauf zu vermitteln. Eine abschließende und haarscharf abgrenzende Aussage bezüglich „was sinnvoll ist und was nicht", ist angesichts der Komplexität und des Mitspielens der Muskelaktivität kaum möglich.

© Springer Fachmedien Wiesbaden GmbH, ein Teil von Springer Nature 2020 1
T. Koller, *Klinische Umsetzung der Biomechanik in der postoperativen Nachbehandlung*, essentials, https://doi.org/10.1007/978-3-658-27959-2_1

Zu Anfang werden kurz die Grundlagen erläutert. In einem weiteren Schritt werden „Facts" bezüglich einwirkender Kräfte mit Therapiegeräten beleuchtet und am Schluss die biomechanischen Überlegungen anhand praktischer Beispiele konkludiert.

Die praktischen Überlegungen und Berechnungen beziehen sich lediglich auf statische Systeme. Dabei wird auch vorausgesetzt, dass die jeweilige Gelenksphysiologie intakt ist und die Belastung aufnehmen kann.

Grundlagen 2

Für eine adäquate Wahl der therapeutischen Intervention oder Übung sind Kenntnisse in der Anatomie, der Physik, der Wundheilung, des Frakturverlaufes und der operativen Versorgung nötig.

Die Kenntnis der Anatomie ist wichtig, weil man grundsätzlich wissen sollte, wie, durch was und wo die Kräfte bei einer körperlichen Aktivität übertragen werden und werden können. Ein gutes Beispiel dafür ist der Musculus Quadriceps femoris. Er vermag als Hauptfunktion das Knie zu strecken, ist aber auch mit seinem langen Kopf (rectus femoris) ein Hüftbeuger. Für die Hüftbeugung ist er aber relativ ungünstig angeordnet. Er verläuft tangential zum Hüftgelenk. D. h. wenn das Bein eine aktive Streckhebung erfährt (90° Beugung in der Hüfte bei voller Kniestreckung), kann er dies nur mit einer sehr großen einhergehenden Kompressionskomponente realisieren (Synergist vom m. iliopsoas). Somit muss die Hinterwand der Hüftgelenkspfanne so stabil gebaut sein, dass sie dieser Kraft entgegen wirken kann (siehe Abb. 2.1). Die so entstehenden Kompressionskräfte in der Hüftpfanne können in der Regel gut aufgenommen werden und stellen für die betroffenen Gewebestrukturen kein Problem dar. Ist aber zum Beispiel bei einer Acetabulumfraktur die Kontinuität der Stabilität unterbrochen, muss die Osteosynthese die ganze Krafteinwirkung entgegennehmen können. Diese quittiert sie mit einer potenziellen Lockerung der Schrauben oder einem Plattenbruch.

2.1 Physikalische Größen

Die klassische Mechanik oder Newtonsche Mechanik ist ein Teilgebiet der Physik, das die Bewegung von festen, flüssigen oder gasförmigen Körpern unter dem Einfluss von Kräften beschreibt. Ein grundlegendes Axiom der newtonschen Mechanik besagt, dass Körper in der Ruhelage und in gleichförmiger Bewegung

© Springer Fachmedien Wiesbaden GmbH, ein Teil von Springer Nature 2020   3
T. Koller, *Klinische Umsetzung der Biomechanik in der postoperativen Nachbehandlung,* essentials, https://doi.org/10.1007/978-3-658-27959-2_2

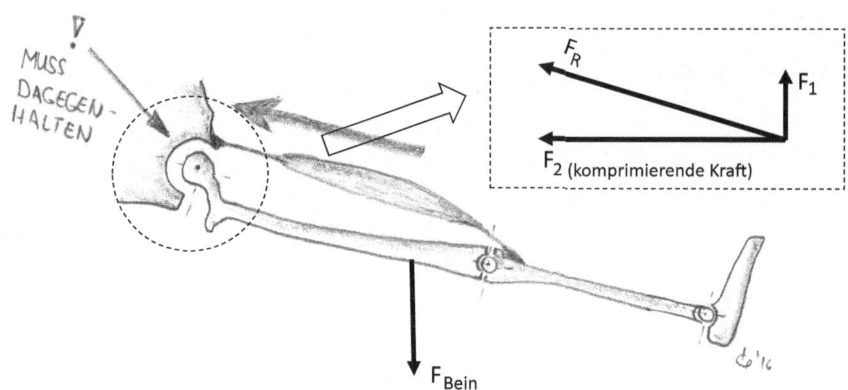

Abb. 2.1 Kompressionskomponente (F_2) des Musculus quadrizeps femoris bei aktiver Streckhebung des Beines. Die Hüftgelenkspfanne muss dieser Kompressionskraft entgegenwirken. Zur Vereinfachung wird hier nur die Kompressionskraft berücksichtigt. (Eigene Darstellung)

verbleiben, wenn Kräfte wirken aber diese im Gleichgewicht sind und sich somit gegenseitig aufheben. In diesem Essential werden Sachverhalte anhand vereinfachter Berechnungen beschrieben. Dazu werden die folgenden physikalischen Begriffe verwendet (vgl. Goldstein 1963; Brinckmann 2000).

1. **Masse m [kg]:** Die Masse m wird anhand einer Anzahl von Molekülen definiert. Wenn diese Masse einem Kräftefeld ausgesetzt wird (z. B. der Erdanziehungskraft), versteht man darunter bereits eine Kraft. Auf der Erde wäre dies die Gewichtskraft G in der Einheit Newton [N]. Umgangssprachlich wird aber bereits die Masse als Gewicht bezeichnet und dafür auch die Einheit [kg] verwendet.
2. **Kraft K [N]:** Wenn ein Körper seine Bewegung oder seine Bewegungsrichtung ändert, wirkt eine Kraft. Bei der Kraft K wird die Masse mit der Beschleunigung (a) multipliziert (Kraft $K = m \times a$ (Beschleunigung [m/s^2])).
3. **Gewichtskraft G [N]:** Die Gewichtskraft besitzt die Einheit Newton [N]. Sie beschreibt die Anziehungskraft (g) multipliziert mit der Masse ($G = m \times g$ (9,81 m/s^2)). Für die weiteren Berechnungen wird der Einfachheithalber dieser Wert mit 10 m/s^2 verwendet.
   Die Gewichtskraft wirkt auf der Erde IMMER und in dieselbe Richtung. Als Beispiel kann ein Seil an dem ein Gewicht befestigt ist herangezogen werden. Solange das Gewicht sich nicht bewegt, kompensiert die Seilkraft die

Erdanziehung, sodass die resultierende Kraft Null ergibt. Ist das Gewicht im Verhältnis zur Seilfestigkeit zu groß, reißt das Seil und vermag somit die Erdanziehungskraft nicht mehr zu kompensieren – das Gewicht fällt zu Boden.

4. **Drehmoment M [Nm]:** Bei Drehungen um Achsen werden die wirkenden Kräfte Drehmomente genannt. Das Drehmoment besitzt die Einheit Newtonmeter [Nm]. Es berechnet sich aus dem Produkt von Hebelarm L [m] und der Gewichtskraft K [N]. Diese Gesetzmäßigkeit lässt folgende Aussagen zu: „Je größer der Hebelarm ist, desto größer wirkt das Drehmoment und je größer die Gewichtskraft ist, desto größer wirkt das Drehmoment (bei gleichbleibendem Hebelarm)". Ein praktisches Beispiel dazu: Versucht man mit einem Schraubenschlüssel eine festsitzende Sechskantmutter zu lösen, hat man zwei Möglichkeiten um das Drehmoment zu erhöhen und somit die Mutter lösen zu können. Erstens: Man zieht mehr am Schraubenschlüssel und holt eventuell noch jemanden dazu, der wahrscheinlich noch mehr Kraft in seinen Armen generieren kann oder Zweitens: Man besorgt sich ein Eisenrohr, welches man über den Schraubenschlüssel stülpen kann und verlängert somit den Hebelarm. Wenn Drehmomente auf ein Gelenk (Drehpunkt) einwirken, wirken sie DREHEND und BEWEGEND.

   In der Praxis wirken sie aber oft auf eine feste Struktur ein (zum Beispiel auf einen Knochen oder eine osteosynthetisch versorgte Fraktur), dann wirken sie VERFORMEND.

5. **Druck p [N/m^2]:** Der Druck beschreibt eine einwirkende Kraft auf eine bestimmte Fläche (Stelle). Berechnet wird der Druck aus der Kraft K [N], dividiert durch die Fläche F [m^2]. Ein praktisches Beispiel dazu: Wenn beim Gehen die Ferse auf den Boden aufsetzt, drückt die Ferse auf einer bestimmten Fläche mit einer bestimmten Kraft auf den Boden. Dies wird als Druck bezeichnet. Ist der Druck für die entsprechende Unterlage zu groß, verformt sich diese Unterlage (zum Beispiel beim Gehen auf weicher Erde). In diesem Zusammenhang spricht man auch immer wieder von Bodenreaktionskräften. Da sich die Einheit Druck [N/m^2] aus Kraft K pro Fläche F zusammensetzt, kann man das Ganze auch anhand der einwirkenden Kräfte erklären.

   Dies kann man veranschaulichen durch die Frage: „warum ist ein Nagel spitz?". Beim Einschlagen eines Nagels ist der Druck an der Nagelspitze durch die kleine Fläche sehr hoch, sodass er in das Material (Wand) eindringen kann und somit fest in der Wand verankert ist.

2.2   Fraktur-Klassifikationen

Frakturen werden heutzutage mit Hilfe von verschiedenen Klassifikationen eingeteilt. Diese Einteilungen sagen etwas über den Schweregrad der Fraktur,
zum Teil auch über die Weichteilsituation, über die bestmöglichen operativen
Zugangsmöglichkeiten und deren Materialverwendung aus. Daraus resultierend
ergeben sich die posttraumatischen und postoperativen Limiten der Operateure.

Folgende Fraktureinteilungen sind in Europa weit verbreitet (keine abschließende Aufzählung):

Klassifikation nach AO
Die AO-Klassifikation (vgl. Wolters Kluwer Health 2018) ist ein System zur
Beschreibung der Lokalisation und Beschaffenheit von Knochenbrüchen
(Frakturen). Ziel dieser Klassifikation ist es, eine weltweit eindeutige Zuordnung
von Frakturen zu definieren, was nachfolgend eine standardisierte Behandlung
ermöglicht. Die AO-Klassifikation berücksichtigt den Weichteilschaden nicht.
Sie ist lediglich auf die össären Läsionen ausgerichtet. Die Frakturen werden in
Buchstaben und Zahlen eingeteilt. Die Buchstaben (A, B und C) beschreiben
die Art der Fraktur und die Zahlen (1, 2 und 3) deren Schweregrad. Man erkennt
also am Buchstaben und der Zahl die Komplexität der Fraktur. Hier kann bereits
ein klinischer Gedanke bezüglich einer therapeutischen Nachbehandlung erfol-
gen. Eine C3 Fraktur bedarf in der Regel einer vorsichtigeren Nachbehandlung
als eine A1 Fraktur. Eine C3 Fraktur ist somit in der Regel mit mehr ärztlichen
Limiten behaftet als eine A1 Fraktur.

Ein weiteres gängiges Beispiel der AO-Klassifikation sind die Beckenfrakturen.
Hier wird die Unterteilung des Schweregrades mittels den Zahlen nochmals verfeinert. Die Typ A Frakturen sind stabile Verletzungen des Beckenringes wie
z. B. apophysäre Abrissfrakturen, stabile Beckenschaufelfrakturen oder vordere
Beckenringfrakturen und Querfrakturen des Os sacrum oder des Os coccygis. Hier
resultieren in der Nachbehandlung oftmals wenig bis gar keine Belastungs- und
Bewegungslimiten. Bei den Typ B Frakturen ist die Unterteilung nun verfeinert.
Grundsätzlich sind aber die Typ B Frakturen bezüglich des Beckenrings **rotatorisch instabil** und **vertikal stabil.** Eine Typ B1.2 Fraktur kommt einer Außen-
rotationsverletzung „open book" mit inkompletter Unterbrechung des dorsalen
Beckenringes mit unilateraler externer Rotation bei Sakrumfraktur gleich. Eine
Typ B2.3 Fraktur ist eine laterale Kompressionsverletzung mit Innenrotationsfehl-
stellung eines Hemipelvis mit inkompletter unilateraler Unterberechnung des dorsalen Beckenringes bei inkompletter dorsaler Iliumfraktur.

Die Typ C Frakturen sind die schwerstbetroffenen Frakturtypen. Der Becken-
ring ist **rotatorisch instabil** und **vertikal instabil.** Hier ist die Nachbehandlung
immer mit Belastungs- und Bewegungslimiten einhergehend und das Anlegen
von großen Hebeln (Oberkörper oder Beine) stets zu vermeiden.

Gradeinteilung von offenen Frakturen anhand Anderson und Gustilo
Auch bei der Einteilung von Anderson und Gustilo werden offene Frakturen in
Grade eingeteilt (Paul 2012, S. 3270–3274). Hier wird aber zusätzlich auch der
Schweregrad der Weichteilverletzung mit einbezogen.

Grad 1
Durchtrennung der Haut mit fehlender oder geringer Weichteilkontusion; als
gering erachtete bakterielle Kontamination; Fragmentdurchspießung der Weich-
teildecke von innen.

Grad 2
Eröffnung des Weichteilmantels von außen durch direkte Gewalteinwirkung mit
umschriebener Haut- und Weichteilkontusionen; als mittelschwer erachtete Kontamination.

Grad 3a
Ausgedehnte Weichteildestruktionen; starke Wundverschmutzung und länger
bestehende Wundkontamination (z. B. Schussfrakturen).

Grad 3b
Freiliegender Knochen; Knochenhaut abgelöst; massive Wundverschmutzung.

Grad 3c
Rekonstruktionspflichtige Gefäßverletzung; totale und subtotale Amputationen.

Special

Analog der beschriebenen Klassifikationen korreliert in der Regel die
Einschränkung ärztlicher Limiten bezüglich der Nachbehandlung mit
zunehmendem Schweregrad der Verletzung. Somit werden auch die biomechanischen Gegebenheiten bei der therapeutischen Intervention zunehmend
relevant.

2.3   Vor- und Nachteile von verwendeten Osteosynthesematerialien

Die Wahl vom Osteosynthesematerial hängt von der Frakturart, dem Weichteilschaden, der Durchblutungssituation der Knochenfragmente und den Platzverhältnissen für die Fixation ab. Ist ein sehr großer Weichteilschaden vorhanden, wird zumeist ein zweizeitiges Operationsverfahren angewendet. Zuerst versorgt man die Fraktur mit einem „Fixateur externe" und kümmert sich als erste Priorität um die Weichteilsituation. Wenn die Weichteilsituation eine gute Deckung des Operationsgebietes und eine suffiziente Durchblutung zulässt, kann in einem zweiten Schritt (erneute Operation) die definitive Ostesynthese eingebracht werden.

Grundsätzlich versucht man bei einer Verplattung auf jeder Seite der Fraktur mindestens drei Schrauben mit dementsprechend sechs Kortikalisdurchstößen zu platzieren. So gewinnt die Osteosynthese genügend Stabilität für eine optimale Frakturheilung.

In Tab. 2.1 sind die meist verwendeten „Verbindungsarten" (Osteosynthesematerialien) mit deren Verwendung, Vor- und Nachteilen und deren Stabilität aufgelistet.

Tab. 2.1 Verwendung, Vor- und Nachteile von Osteosynthesematerialien. (Eigene Darstellung)

Verbindungsart	Verwendung	Vorteilig	Nachteilig	Stabilität
Platten	Komplexere Knochenbrüche mit Fragmenten	Stabil Frakturstelle ist unter Kompression fixiert → Primärheilung, kaum Kallusbildung	Große Weichteileröffnung erforderlich, Druck auf Periost, viele Kortikalisdurchstöße für Stabilität	Bewegungs- und zum Teil Übungsstabil
Zugschraube	Befestigungsmaterial für Osteosynthesen oder auch als wirkliche Zugschrauben verwendbar	Gute Fixationsmöglichkeiten, in verschiedenen Ausführungen erhältlich, minimalinvasiv	Benötigen gute Qualität vom Knochen zur Fixation	Bewegungs- und zum Teil Übungsstabil
Marknagel	Einfachere Querbrüche ohne Fragmentteile	Kleine Weichteileröffnung, zum Teil axiale Vollbelastung erlaubt	Relative Stabilität → Primärheilung, vermehrte Kallusbildung möglich	Bewegungs- und Übungsstabil und zum Teil axiale Vollbelastung erlaubt
Spickdraht	Gut geeignet für kleinste Knochenfragmente wie Finger-, Ellbogen- oder Fußknochen. Gelenküberbrückend möglich	Minimale Weichteileröffnung, gut für kleinste Fragmente	Relative Stabilität, muss mit Schiene oder Gips zusätzlich ruhig gestellt werden, Drähte können bei Bewegung wandern, Gefahr von Infekt	Ruhigstellung der betroffenen Gelenke
Zuggurtung	V. a. für auf ZUG belastete Frakturen wie am Olecranon oder der Patella etc.	Kleine Weichteileröffnung, gut für auf Zug belastende Frakturen. Durch Zug entsteht ossäre Kompression	Relative Stabilität, Sekundäre Knochenheilung, Gefahr von Pseudoarthrosen	Bewegungsstabil

(Fortsetzung)

Tab. 2.1 (Fortsetzung)

Verbindungsart	Verwendung	Vorteilig	Nachteilig	Stabilität
Anker	Gute Verbindungsart zwischen Weichteil und Knochen	Sehnen zu ossär und Knorpel zu ossär, schonend für Knochen, kleine Weichteileröffnung	Relative Stabilität, Zug vermeiden, wenn es ausreißt → Reoperation!	Ruhigstellung
Faden	Gute Weichteilverbindung, Sehnen, Muskeln, Knorpel, Nerven	Als Wundverschluss oder zur Refixierung von Weichteilen	Relative Stabilität, Gefahr von Ausriss	Ruhigstellung bis bewebungsstabil
Zirkuläre Gipsanlage	Knochenbrüche, selten bei Verletzung von Ligamenten	Keine Weichteileröffnung, Keine zusätzliche Infektgefahr	Wenig Stabilität, Sekundäre Knochenheilung, deutliche Kallusbildung	Ruhigstellung

Wundheilung nach chirurgischen Eingriffen 3

Die Prognose der Frakturheilung hängt wesentlich von dem begleitenden Weichteilschaden ab. Offene Frakturen werden notfallmäßig operativ versorgt, um tiefe Infekte möglichst zu vermeiden. Die Knochenheilung an der Frakturstelle benötigt immer eine ausreichende Durchblutung. Die Funktion des Bewegungsapparates hängt natürlich auch immer von den knochenumgebenden Weichteilen ab.

Die Weichteile spielen also in der Frakturheilung, in der Infektvermeidung und der wieder zu erlangenden Funktion eine zentrale Rolle.

Kurz gesagt sind die Stabilität und eine ausreichende Durchblutung die wichtigsten Voraussetzungen für eine suffiziente Frakturheilung!

Auch die Wundheilungszeiten spezifischer Gewebe spielen hier in Bezug auf den Genesungszeitraum und die Belastungsfähigkeit eine wichtige Rolle. Grundsätzlich kann man sagen, dass weniger durchblutetes Gewebe weniger Entzündungsreaktionen zeigt und längere Wundheilungsphasen aufweist. Umgekehrt weist ein gut durchblutetes Gewebe eine stärkere Entzündungsreaktion und eine kürzere Wundheilung auf. In Tab. 3.1 sind die Wundheilungszeiten spezifischer Gewebe im Überblick zusammengefasst (vgl. De Morree 2001).

Zusätzlich spielen auch die normalen Turn-Over-Zeiten der spezifischen Gewebe eine große Rolle und bieten Anhaltspunkte für therapeutische Interventionen. Diese Turn-Over-Zeiten sind vorallem im Belastungsaufbau wichtig, da durch die neue Reizsetzung immer wieder eine erneute Gewebeadaptation vonstattengeht. Wird zu schnell zuviel belastet, kommt das Gewebe mit dem Umbau nicht nach und Mirkroläsionen können dadurch entstehen. Bei einer Kniegelenksarthroskopie ist es zum Beispiel ratsam, den Belastungsaufbau auf mindestens 14 Tage zu verteilen. Grund dafür ist sicherlich die Turn-Over-Zeit der Synovialflüssigkeit (Tab. 3.2). Nach der Arthroskopie ist die Synovialflüssigkeit in ihrer Funktion insuffizient (durch Spülung mit Kochsalzlösung während

© Springer Fachmedien Wiesbaden GmbH, ein Teil von Springer Nature 2020
T. Koller, *Klinische Umsetzung der Biomechanik in der postoperativen Nachbehandlung,* essentials, https://doi.org/10.1007/978-3-658-27959-2_3

Tab. 3.1 Wundheilungszeiten spezifischer Gewebe nach De Morree (2001). (Tabelle Umsetzung Koller T.)

	Entzündungsphase	Proliferationsphase	Remodulierungsphase
Kapsel-/Bindegewebe	0–3./5. Tag	3./5. Tag–6. Wo	Ab 6. Wo
Meniskus	0–5. Tag	5. Tag–10. Wo	Ab 10. Wo
Discus intervertebralis	0–5. Tag	5. Tag–21. Tag	Ab 21. Tag
Sehnengewebe Extrinsisch Intrinsisch	0–3./5. Tag Nur bedingt	3./5. Tag–4. Wo 9. Wo–12. Wo	Ab 4. Wo Ab 9. Wo–12. Wo
Knochen	0–3./5. Tag	3./5. Tag–3. Wo	Ab 4. Wo–8./12. Wo
Teno-ossaler Übergang	0–5. Tag	5. Tag–6. Wo	Ab 4. Wo–6. Wo
Muskelgewebe	0–4. Tag	4.–21. Tag	Ab 21. Tag

Tab. 3.2 Turn-Over-Zeit spezifischer Gewebe und Strukturen nach Diemer (2011) und Van den Berg (2011). (Tabelle Umsetzung Koller T.)

Struktur/Gewebe	Turn-Over-Zeit
Kollagen Typ I (z. B. Lig., Sehne)	300–500 Tage
Kollagen Typ II (z. B. Knorpel)	50–100 Jahre! (im Versuchslabor)
Kollagen Typ III (unspezifisch in der Proliferationsphase der Wundheilung)	30 Tage
Synovialflüssigkeit	9–14 Tage
Kapsel	14–21 Tage
Hyaluronsäure	2–4 Tage
Matrix	2–9 Tage
Glykosaminoglykane	7–10 Tage
Knochengewebe	6–12 Wochen

der Arthroskopie). Belastet man dann von Anfang an das Knie voll, können durch den fehlenden Schutz der Synovialflüssigkeit, Sekundärschäden entstehen. Gibt man dem Belastungsaufbau schrittweise 2–3 Wochen Zeit, kann sich die Synovialflüssigkeit wieder neu umformatieren und ist nach 2 Wochen in ihrer Konsistenz (Viskosität) qualitativ so gut, dass sie ihre Schutzfunktion bei Vollbelastung des Knies wieder wahrnehmen kann. In Tab. 3.2 sind die Turn-Over-Zeiten der spezifischen Gewebe ersichtlich (vgl. Diemer und Sutor 2011: Van den Berg 2011).

3.1   Der Fibroblast reagiert auf mechanische Kräfte (Mechanotransduktion)

Unter dem Begriff „Mechanotransduktion" versteht man die Reaktion im Innern einer Zelle auf einen mechanisch applizierten Reiz von außen. Bei adäquater Reizung reagiert die Zelle mit einer Gen-Transkription und beeinflusst somit auch die Extrazelluläre Matrix und schlussendlich die Trophik (Qualität) des betroffenen Gewebes (vgl. Balestrini und Billiar 2006; Bouffard et al. 2008; Andalib et al. 2016; Eckes und Nitsch 2010; Huang et al. 2013; Khan und Scott 2009).

In einer Review von Andalib et al. (2016) wurden selektionierte Studien bezüglich Mechanotransduktion zusammengefasst und unter anderem auch die verwendeten mechanischen Testkräfte auf die Zellen erwähnt. Diese werden in der alten Krafteinheit „Dyne" angegeben (welche seit 1978 durch die SI- Einheit „Newton" ersetzt wurde). Die Umrechnung zeigt, dass alle Zellen mit einer Kraft zwischen 0,00002 N und 0,00058 N mechanisch stimuliert wurden. Alle in dieser Review inkludierten Studien konnten einen mechanotranstuktorischen Effekt nachweisen.

Aus diesen Erkenntnissen geht hervor, dass Zellen sehr mechanosensitiv sind und es für eine Zellreaktion auf einen mechanischen Stimulus nur minimaler Kräfte bedarf.

In Abb. 3.1 ist der mechanotransduktorische Vorgang schematisch dargestellt. Durch einen mechanischen Stimulus von außen, wird hier am Beispiel eines Fibroblasten, an dessen Zellmembrane die Mechanosensoren stimuliert.

Aus biomechanischer Sicht ist der Fibroblast also eine sehr wichtige Zelle. Er produziert und synthetisiert Kollagen, Elastin und Grundsubstanz. Es existieren 16 Kollagentypen, von denen 3 Typen für die Therapie bezüglich Wundheilung relevant sind. Der Kollagentyp I ist in 80 % aller Gewebetypen vorhanden und besitzt eine hohe Festigkeit und lässt sich nur 3–5 % dehnen. Der Kollagentyp II kommt in allen Geweben mit hoher Druckbelastung vor (z. B. in Knorpel). Er ist befähigt, dem Knorpel in Verbindung mit Hyaluronsäure und Wasser eine gute Festigkeit und Absorptionseigenschaft zu geben. Der Kollagentyp III ist ein unspezifischer Kollagentyp, der in der Proliferationsphase ein provisorisches Gerüst aufbaut. Er mag aber keine Scherkräfte und keine Beschleunigungen. Dies ist ein weiterer Anhaltspunkt bezüglich der Dosierung in der therapeutischen Nachbehandlung (vgl. Van den Berg 2011; Koller 2017).

Alle Kollagentypen richten sich nach den herrschenden Kräften von außen aus. Somit ist eine leicht funktionell ausgerichtete Therapie in Bezug auf die funktionelle Ausrichtung der Kollagentyp III Fasern in der Proliferationsphase

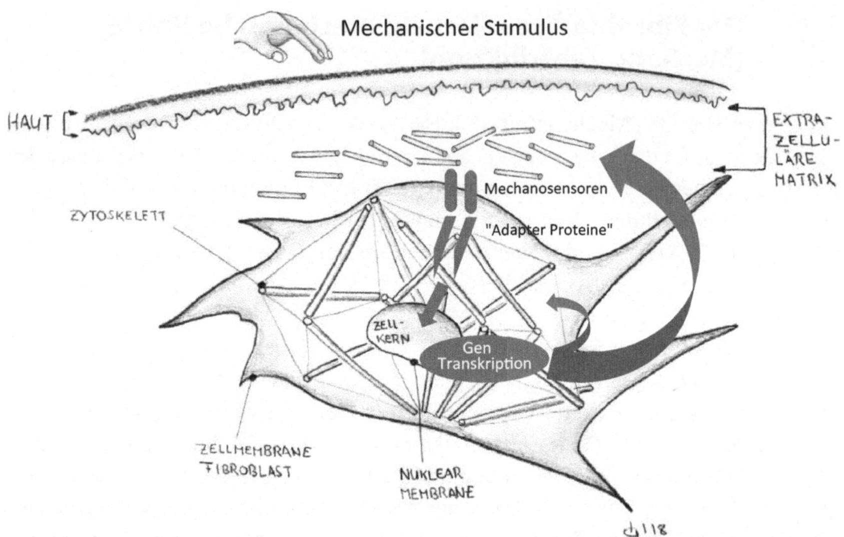

Abb. 3.1 Schematisch dargestellte mechanotransduktorischer Vorgang einer Fibroblasten-
zelle auf einen mechanischen Reiz von außen (vgl. Andalib et al. 2016). (Eigene Darstellung)

sehr wichtig. Grund dafür ist, dass sich der Kollagentyp I in der Remodulierungs-
phase genau gleich wie der Typ III ausrichtet. Ist der Typ III schon funktionell
ausgerichtet, ist das Gewebe später in der Remodulierungsphase auch schon qualitativ besser und früher funktionell belastbarer. Ist der Typ III hingegen NICHT
funktionell ausgerichtet, muss sich der Typ I in der Remodulierungsphase nochmals neu ausrichten. Dies benötigt viel größere und länger andauernde Reize und
zusätzlich wird das Gewebe durch den benötigten Umbau wieder geschwächt
(erhöhte Gefahr von Wiederverletzungen). Der Kollagen Typ II besitzt eine
jahrelange theoretische (Laborversuch) Turn-Over-Zeit von 50–100 Jahren. Im
Belastungsaufbau ist dies somit nicht relevant. Was an Knorpel defekt ist, bleibt
defekt. Im Belastungsaufbau bei Knorpelschäden sollte man sich aber an die
Turn-Over-Zeiten von Glykosaminoglykane (Eigenschaft: Bindung von H_2O
Molekülen, welche dem Knorpel die Stabilität verleihen), Hyaluronsäure und
Synovialflüssigkeit halten (Tab. 3.2) (vgl. Van den Berg 2001; Koller 2017).
Wird zu schnell zuviel belastet, kommt die Adaptation der erwähnten Strukturen
nicht nach. Dies hat zur Folge, dass der Knorpel während des Belastungsaufbaus
potenziell durch Mikroläsionen asymptomatisch vorgeschädigt wird und erst nach
Jahren mit verfrühten arthrotischen Prozessen reagiert.

Special

1. Mechanische, lokale und spezifische Reize sind sinnvoll für die funktionelle Ausrichtung in der Proliferationsphase.
2. Es bedarf wahrscheinlich nur minimaler Kräfte auf die betroffenen Strukturen für eine funktionelle Ausrichtung der Extrazellulären Matrix.
3. Zuviel mechanischer Stress kann die Wundheilung negativ beeinflussen → Wiederbeschädigung auf zellulärer Ebene wirft das Gewebe wieder in die Entzündungsphase zurück.

Facts 4

Viele Kräfte, die während der manuellen Therapie oder einer Übung in und außerhalb des Körpers entstehen oder auf das defekte Gewebe einwirken, sind nicht exakt zu berechnen. Durch die individuelle Statik und Konstitution, durch die individuelle muskuläre Stabilisationsfähigkeit und die persönliche Körperwahrnehmung ist lediglich eine Tendenzaussage möglich. Es wird also immer einen „Graubereich" geben, bei dem man nicht genau weiß, wie stark das defekte Gewebe bei welcher Art von Aktivität belastet wird. In diesem Abschnitt werden die Facts aufgelistet, die als Anhaltspunkte (Grundlage) für die Einschätzung in der jeweiligen therapeutischen Situation dienen sollen.

4.1 Masseverteilung und Teilschwerpunkte des menschlichen Körpers

In verschiedenen Werken zur Biomechanik werden Werte über das relative Gewicht von Körperteilen angegeben, wobei aus Arbeiten von Fischer, Hochmuth und Bernstein zitiert wird. Die Spalte ‚Normal' enthält Werte, die so immer wieder in der Literatur verwendet werden und einer nicht genauer spezifizierten Rundung und Mittelung entstammen (vgl. Söll 1975; Willimczik 1998). Abb. 4.1 zeigt eine Tabelle (a) mit der Masseverteilung von Körperteilen. Alle Angaben sind relativ zur Gesamtmasse und wenn man berücksichtigt, dass Arme und Beine meist doppelt vorhanden sind, beträgt die Summe der angegebenen Werte 100 % (=Gesamtgewicht).

Die rechte Grafik in Abb. 4.1b zeigt die Lage der Teilschwerpunkte der einzelnen Gliedmaßen. Die Teilschwerpunkte (in Kreisen markiert) liegen alle fast genau auf der Verbindungslinie zwischen den Gelenken (dies wird als Ansatzpunkt für

© Springer Fachmedien Wiesbaden GmbH, ein Teil von Springer Nature 2020   17
T. Koller, *Klinische Umsetzung der Biomechanik in der postoperativen Nachbehandlung,* essentials, https://doi.org/10.1007/978-3-658-27959-2_4

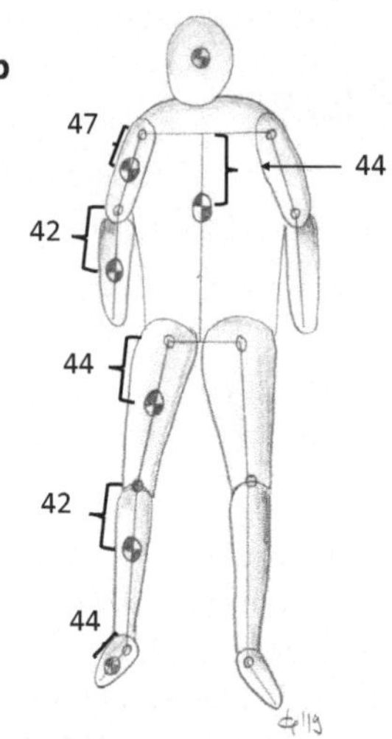

Relatives Gewicht in %	Fischer	Hochmuth	Bernstein		Normal
			Männer	Frauen	
Kopf	7,06	8,1	6,72	8,12	7
Rumpf	42,70	49,7	46,30	43,90	43
Oberarm	3,36	2,8	2,65	2,60	3
Unterarm	2,28	1,6	1,82	1,82	2
Hand	0,84	0,6	0,70	0,55	1
Oberschenkel	11,58	9,9	12,21	12,89	12
Unterschenkel	5,27	4,0	4,65	4,34	5
Fuß	1,79	1,4	1,46	1,29	2

Abb. 4.1 **a** Tabelle mit der Masseverteilung von Körperteilen. **b** Lage der Teilschwerpunkte einzelner Gliedmaßen (alle Längenangaben in Prozent) (vgl. Söll 1975; Willimczik 1998). (Umsetzung Grafik Koller T.)

die Berechnungen der Kräfte verwendet). Der Teilschwerpunkt der Hand (nicht dargestellt) liegt in deren Mitte, der des Kopfes in der Mitte der Verbindungslinie der Ohren. Eine Angabe von 44 % am Oberschenkel bedeutet demnach, dass bei einer Oberschenkellänge von 50 cm (gemessen von Hüft- bis Kniegelenk) der Schwerpunkt des Oberschenkels 50 cm × (44/100) = **22 cm** vom Hüftgelenk entfernt liegt.

4.2   Elastische Bänder

Elastische Bänder besitzen die Eigenschaft, bei zunehmender Dehnung mehr Widerstand zu entwickeln. Der Widerstand ist somit direkt abhängig von seiner prozentualen Dehnung. In der Therapie werden häufig Therabänder® verwendet, diese werden als Referenz für die folgenden Erläuterungen benützt (www.thera-band.de 2019). Wird ein Theraband® mit einer Ausgangslänge von 50 cm auf 100 cm gedehnt, entspricht das einer Dehnung/Verlängerung von 100 %. Das Theraband® ist in verschiedenen Farben erhältlich (gelb, rot, grün, blau, schwarz, silber, gold). Die Farben kennzeichnen die Grundstärke/Widerstand (siehe Tab. 4.1).

Tab. 4.1 Widerstandsangaben in Abhängigkeit der relativen Dehnung (www.thera-band.de 2019). (Grafik Umsetzung Koller T.)

Widerstand in kg

	Gelb	Rot	Grün	Blau	Schwarz	Silber	Gold
25%	0.5	0.7	0.9	1.3	1.6	2.3	3.6
50%	0.8	1.2	1.5	2.1	2.9	3.9	6.3
75%	1.1	1.5	1.9	2.7	3.7	5.0	8.2
100%	1.3	1.8	2.3	3.2	4.4	6.0	9.8
125%	1.5	2.0	2.6	3.7	5.0	6.9	11.2
150%	1.8	2.2	3.0	4.1	5.6	7.8	12.5
175%	2.0	2.5	3.3	4.6	6.1	8.6	13.8
200%	2.2	2.7	3.6	5.0	6.7	9.5	15.2
225%	2.4	2.9	4.0	5.5	7.4	10.5	16.6
250%	2.6	3.2	4.4	6.0	8.0	11.5	18.2

Dehnung in %

4.3 Entstehende Pedalkraft auf dem Fahrradergometer

Die Belastung der Sprung-, Knie- und Hüftgelenke ist beim Fahrradfahren in sitzender Position niedriger als beim Gehen. Das Gewicht des Rumpfes, des Kopfes und der Arme wird beim Radfahren annähernd komplett über die Sitzbeine auf den Fahrradsattel übertragen. Die Beine tragen nur ihr Eigengewicht, und auf die Beingelenke wirken zusätzlich nur noch die Muskelkräfte der unteren Extremität ein. Die gelenkschonende Belastung lässt das Radfahren gerade für ältere Menschen und Sportler mit arthrotischen Veränderungen attraktiv werden.

Die Kräfte zwischen Fuß und Pedal sind von der eingestellten Leistung abhängig. Bei konstanter Drehzahl von 60–65 Umdrehungen/Min, bei ruhigem Sitz, gleichmäßiger Belastung beider Beine und am Lenker aufgestützten Händen ergeben sich folgende Werte:

Bei dem in dieser Studie verwendeten Fahrradergometer beträgt bei einer Leistung von 25 W die Pedalkraft im Mittel 17.3 kp (1 kp entspricht 9.8 N oder ungefähr der Masse von einem Kilogramm, die von der Erde angezogen wird).

Die Sattelhöhe hat keinen Einfluss auf die Pedalkraft. Eine deutliche kurzzeitige Erhöhung der konstanten Kraftwerte ist in der Startphase des Ergometerfahrens zu erkennen. Um das Ergometer in Schwung zu bringen, muss durchwegs 10–40 % mehr Kraft aufgebracht werden. Diese Kraft ist umso höher (zwischen 10–40 %), je schneller die 60 Umdrehungen/Min erreicht werden sollen (vgl. Schönle 2004).

Mit der Erkenntnis aus den Ergebnissen dieser Studie kann darauf geschlossen werden, dass ein Patient mit einer Unterschenkelfraktur und 15–20 kg Teilbelastung in der Proliferationsphase mit 25 W den Fahrradergometer benutzten kann. Dies ist nicht sinnvoll, weil man zu diesem Zeitpunkt bezüglich des Konsolidationsfortschrittes der Fraktur nichts weiß. Der provisorische Kollagentyp III mag keine Scherkräfte und keine Beschleunigungen. Gefahr von zuviel Bewegung in der Fraktur droht. Eine solche Überbeanspruchung würde die Fraktur unnötigerweise einem erhöhten Überlastungsrisiko aussetzen und somit eine erneute Entzündungsphase einleiten.

Fazit: Fahrradergometer erst nach der ersten postoperativen Röntgenkontrolle (wenn Konsolidation klar belegt ist) und bezüglich der Wundheilungsphase vornehmlich schon der Kollagen Typ I verbaut ist (also frühstens zu Beginn der Remodulierungsphase).

4.4   Hüftgelenksbelastung im Gang

Die Hüftgelenksbelastung ist beim Fersenaufsetzen (initial contact) und beim Zehen-Abstoßen (pre swing) am größten. Dies hat v. a. mit der Muskelaktivität der hüftgelenksumgebenden Muskulatur zu tun. Beim Fersenaufsetzen wird das Körpergewicht etwas abgebremst und gleichzeitig werden die Hüftextensoren und Hüftabduktoren stabilisierend aktiv. Dies führt wieder zu einer vermehrten Kompression in der Hüftgelenkspfanne. Ähnlich gestaltet sich die Zehen-Abstoßphase. Auch hier muss der ganze Körper nach vorne beschleunigt werden, dies wiederum mit den tangential angelegten Hüftextensoren und Hüftabduktoren. Bei diesen beiden Spitzenbelastungen entstehen beim normalen Gang komprimierende Kräfte, welche das Vierfache der Körpergewichtskraft einnehmen, bei schnellem Gehen sogar das Sechsfache. Langsames Gehen verringert dementsprechend die Belastung auf das Zweifache des Körpergewichtes (vgl. Brinckmann 2000).

Je langsamer der Patient geht, desto geringer ist die Belastung auf die Hüftgelenke und das ganze Bein. Dies gilt auch bedingt beim Gehen an Stockstützen.

4.5   Hüftgelenksbelastung im Einbeinstand

Aus der Literatur ist bekannt, dass im Einbeinstand die **2.4-fache Gewichtskraft** des Körpers auf die Hüftpfanne wirkt. Erklärbar ist dies folgendermaßen: Versucht man auf ein Bein zu stehen, geht die Schwerkraftslinie unseres Körpers medial am Hüftgelenk vorbei und innerhalb der Unterstützungsfläche (Fuß) in den Boden. Diese Gewichtskraft generiert durch den Hebel (vom Drehpunkt des Hüftgelenkes aus) ein Drehmoment nach medial/kaudal. Um diesem Drehmoment entgegenwirken zu können, müssen die Abduktoren, Extensoren und Außenrotatoren (die den Einbeinstand realisieren können) dagegenhalten. Da die Abduktoren und Extensoren tangential zum Hüftgelenk angeordnet sind, erzeugen sie zur Stabilisation komprimierende Kräfte. Zusätzlich sind sie vom Hüftgelenksdrehpunkt mit einem kleineren Hebel versehen. Die zwei Faktoren führen zu großen Kräften, die zu einer 2.4-fachen Hüftgelenksbelastung im Einbeinstand führen (vgl. Brinckmann 2000).

4.6   Entlastung durch Stockstütze

Durch den Einsatz eines Stockes kann auf der gegenüberliegenden Seite das Hüftgelenk (natürlich auch das ganze Bein) entlastet werden. Ebenfalls in der Literatur bekannt ist, dass die Belastung (Kraft) auf das Hüftgelenk, sich bei der Benutzung einer Stockstütze (auf der Gegenseite eingesetzt), um **das 5-fache der Stockkraft** reduziert. Durch den langen Hebelarm der Stockstütze bezüglich des Hüftgelenkdrehpunktes kann die Stockkraft ein großes, der Gewichtskraft entgegengesetzt wirkendes Drehmoment erzeugen. Folglich müssen die Hüftextensoren und Hüftabduktoren auf der betroffenen Seite weniger aktiv sein und erzeugen somit auch weniger komprimierende Kräfte. Das Hüftgelenk wird dementsprechend entlastet.

Oft sieht man Patienten, die vermeintlich ihren Stock „Spazieren führen". Wenn man diese Patienten aber ohne Stock gehen lässt, wird ein Duchenne – oder Trendelenburg Hinken sichtbar. Man ist erstmal irritiert… Misst man aber die Stockkraft beim Gehen, z. B. 10 kg mit einer Personenwaage (ungefähr 100 N) und diese Kraft mit dem Faktor 5 multipliziert, erreicht man beachtliche 500 N. Dies würde einer ungefähr 50 kg Entlastung vom betroffenen Hüftgelenk bedeuten (vgl. Brinckmann 2000). Diese Berechnung gilt nur für intraartikuläre Hüftbelastungen. Dies ist nicht mit einer postoperativen axialen Beinbelastung (ärztliche Limiten) gleichzusetzen! Im oben gezeigten Beispiel würde ein Patient mit eine Körpermasse von 80 kg mit einer erlaubten Teilbelastung von 15 kg, mit einer Stockkraft von 100 N weitaus mehr als die 15 kg axiale Belastung generieren!

Wenn der Stock zur Entlastung auf der gegenüberliegenden Seite verwendet wird, ergibt dies, bedingt durch den größeren Hebel, einen großen Entlastungseffekt (**Faktor 5**) im Hüftgelenk. Da es sich hierbei um eine Kompressionsentlastung des Hüftgelenkes handelt, ist dies keinesfalls mit einer axialen postoperativen Teilbelastung gleichzusetzen, weil diese sich auf die Gewichtskraft des Patienten bezieht!

4.7   Belastungen im Hüftgelenk mit einem instrumentierten Gelenksersatz

Um die Belastungen in % vom jeweiligen Körpergewicht in verschiedenen Aktivitäten ermitteln zu können, hat man in der Forschung bei Patienten mit Hüftarthrose anstelle einer herkömmlichen Hüftendoprothese eine instrumentierte Hüftendoprothese verwendet. Schön ersichtlich ist, dass die Aktivität und die anatomische Anordnung der hüftgelenksumgebenden Muskulatur ein Vielfaches an Belastung im Hüftgelenk generiert (siehe Tab. 4.2) (vgl. Bergmann et al. 1993, 2001).

Durch die tangential angelegte Muskulatur über unseren Gelenken an er unteren Extremität erzeugt diese Muskulatur **ein Vielfaches** unseres Körpergewichtes in Form von komprimierender Belastung.

Tab. 4.2 Hüftgelenksbelastung gemessen mithilfe eines instrumentierten Gelenkersatzes (vgl. Bergmann et al. 1993, 2001). (Umsetzung Grafik Koller T.)

Aktivität	Belastung in % des Körpergewichtes
Symmetrischer Zweibeinstand	80–100
Langsames Gehen	300
Zügiges Gehen	350–400
Schnelles Gehen	500
Joggen	500
Stolpern (Spitzenwert Schutzschritt)	800
Treppen-Aufsteigen	300
Treppen-Absteigen	500
Gehen an 2 Unterarmstöcken (Kreuzgang)	150
Bridging	300

Klinischer Übertrag 5

5.1 Praktisches Beispiel 1 (Unterschenkelfraktur)

Status nach Unterschenkelfraktur, versorgt mit einer Plattenosteosynthese, 10 Tage postoperativ, Fäden in situ, 15 kg axiale Teilbelastung, aktive und passive Mobilisation vom OSG erlaubt.

Fragen
1. Wie viel komprimierende Kraft (F_2) entsteht in der Fraktur bei 15 kg Vorfußbelastung? (siehe Abb. 5.1)
2. Wo entstehen potenziell Kräfte und Momente?
3. Fahrradergometer Ja/Nein?

© Springer Fachmedien Wiesbaden GmbH, ein Teil von Springer Nature 2020
T. Koller, *Klinische Umsetzung der Biomechanik in der postoperativen Nachbehandlung,* essentials, https://doi.org/10.1007/978-3-658-27959-2_5

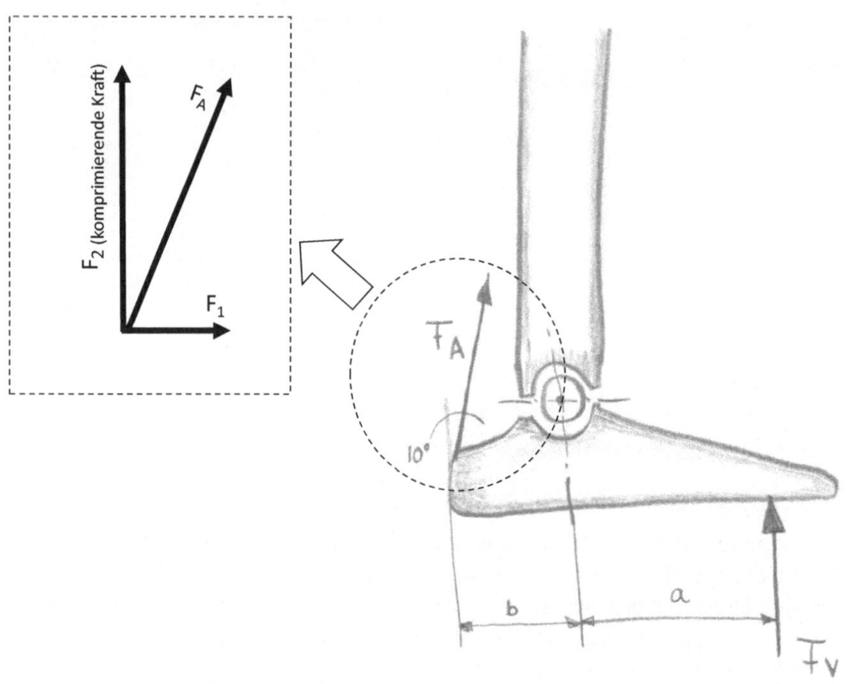

Abb. 5.1   Kräfteverteilung bei Vorfußbelastung. (Eigene Darstellung)
Fv = Vorfußkraft (Belastung)
F_A = Achillessehnenkraft (Resultierende)
a   = Hebelarm Drehpunkt OSG bis Zehengrundgelenk (0,21 m)
b   = Hebelarm Drehpunkt OSG bis Achillessehnenansatz (0,05 m)
F_1 = translatorische Kraft
F_2 = komprimierende Kraft

Antwort zu Frage 1

Aus der Länge der Hebel kann man abschätzen, dass die Belastung (Kraft) in der Achillessehne bei 15 kg Vorfußbelastung beträchtlich größer sein muss. Da der Vorfußhebel (a) deutlich länger als der Rückfußhebel (b) ist, kann der Vorfußhebel ein größeres Drehmoment im OSG erzeugen. Wären Vorfußhebel und Rückfußhebel genau gleich lang, würde die Achillessehne exakt derselben Belastung (nämlich 150 N Zug) ausgesetzt sein. Zur Berechnung der komprimierenden Kraft F_2 bedarf es folgender Gleichung:

Vorfußkraft Fv $\times$ Vorfußhebel a $=$ Achillessehnenkraft F_A $\times$ Rückfußhebel b

Daraus resultiert die Formel: $F_A = Fv \times (a/b)$

Da der Kraftvektor der Achillessehne nicht senkrecht zum Rückfußhebel steht, werden 10 Grad Abweichung mit einberechnet (cos10°). Daraus ergibt sich die folgende Berechnung:

$$F_A = Fv \times (a/b)$$

$$F_2 = F_A \times \cos 10°$$

$$F_2 = \left(Fv/\cos 10°\right) \times (a/b)$$

$$\mathbf{F_2 = \left(150\,N/\cos 10°\right) \times (0,05\,m/0,21\,m) = 640\,N} \left(\text{ungefähr 64 kg Zug}\right)$$

Special

Eine Vorfußkraft von 150 N (Teilbelastung von ungefähr 15 kg) generiert in der Fraktur eine komprimierende Kraft um ungefähr das Vierfache!

Folglich wird die Unterschenkelfraktur mit 64 kg belastet (bei erlaubten 15–20 kg Teilbelastung). Hinzu kommt noch, dass die komprimierende Kraft ein starkes Biegemoment auf die Fraktur ausübt, welches sicher nicht einem wundheilungsfördernden und funktionellen Reiz gleicht.

Antwort zu Frage 2

Komprimierende Kräfte entstehen in dieser Situation einerseits im OSG selber und andererseits in der Frakturstelle. Da die Achillessehnenkraft aber nicht direkt axial auf die Frakturstelle wirkt (Kraftlinie geht NICHT durch den Drehpunkt der Frakturstelle), resultiert diese Kraft in der Frakturstelle eher in einem Biegemoment.

Antwort zu Frage 3

In Anbetracht der Tatsache, dass sich der Patient in der Proliferationsphase befindet und nicht bekannt ist, ob die Fraktur am Konsolidieren ist (erste postoperative Röntgenkontrolle erst nach 6 Wochen), ist der Fahrradergometer eher ungünstig einzustufen. Natürlich kann man die Situation deutlich entschärfen, wenn man exakt unter dem OSG auf die Pedale auftritt. Somit vermeidet man die Hebelwirkung, welche in der Frakturstelle bei 15 kg Vorfußlast (also 25 W Widerstand) (vgl. Schönle 2004) eine Kompressionskraft von 640 N erzeugen würde. Trotzdem setzt man die Fraktur unnötigen Beschleunigungen und Scherkräften aus (Proliferationsphase → fragiler und provisoriascher Kollagen Typ III).

Kleinschrittig und langsam gehen, GANZEN Fuß auf den Boden abstellen (generiert weniger Drehmoment), Beschleunigungen und Scherkräfte vermeiden, erste postoperative Röntgenkontrolle ergibt tatsächliche Sicherheit in Bezug auf Konsolidation der Frakturstelle.

5.2   Praktisches Beispiel 2 (Tuberositas Tibiae Abrissfraktur)

Status nach Tuberositas Tibiae Abrissfraktur, refixiert mit 3 Schrauben, 10 Tage postoperativ, Fäden in situ, 15 kg axiale Teilbelastung (TB), 90 Grad Flexionslimite im betroffenen Kniegelenk.

Fragen

1. Wieviel Zugkraft entsteht bei der Kniestreckung an der Frakturstelle (F_Q) (Abb. 5.2)?
2. Wo entstehen potenziell Kräfte und Momente?
3. Aktive Kniestreckung in offener Kette beüben Ja/Nein?
4. „Squats" mit 15 kg Teilbelastung Ja/Nein?

Antwort zu Frage 1

Um diese Frage zu beantworten, müssen zuerst einige Annahmen getroffen werden. In der Literatur wird ein Beingewicht (hüftexartikuliert) mit ca. 17–18 % vom jeweiligen Körpergewicht definiert, ein Unterschenkel (knieexartikuliert) mit ungefähr 5 % (hier im Beispiel 6 kg) (vgl. Söll 1975; Willimczik 1998). Der Schwerpunkt eines knieexartikulierten Unterschenkels befindet sich ungefähr 30 cm unterhalb des Tibiaplateaus. Da der Musculus quadriceps femoris in einem ungefähren Winkel von 170 Grad zur Tibiakante angeordnet ist, wird für die Berechnung der Quadricepskraft F_Q zusätzlich $\sin\alpha$ mit verwendet. Klar ersichtlich ist, dass durch die tangentiale Anordnung des Quadriceps große komprimierende Kräfte (F_2) auf das Kniegelenk entstehen. Dies ist in diesem Beispiel aber nicht von großer Bedeutung, da die Kniestrukturen nicht betroffen sind. Vielmehr fallen die Hebelarme hier ins Gewicht! Die Gewichtskraft F_{us} des Unterschenkels und der lange Hebelarm b ergeben ein großes Drehmoment im Kniegelenk in Richtung Knieflexion. Um eine aktive Kniestreckung in 0 Grad Knieextension zu erreichen, muss der Quadriceps mit seinem kleinen Hebel a um ein Vielfaches des Unterschenkelgewichtes (Kraft) ziehen.

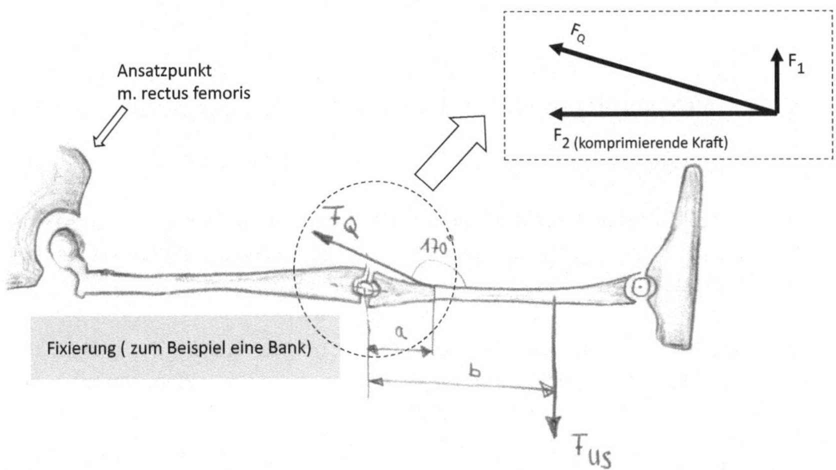

Abb. 5.2 Aktive Kniestreckung in offener Kette mit Fixierung des Oberschenkels. (Eigene Darstellung)

F_{us} =Gewichtskraft des Unterschenkels (Schwerpunkt des Beines als Angriffspunkt)
F_Q =Zugkraft des M. Quadriceps femoris (Resultierende)
F_1 =vertikale Kraft (anhebende Kraft)
F_2 =komprimierende Kraft
a =Hebelarm Drehpunkt Knie bisTuberositas tibiae
b =Hebelarm Drehpunkt Knie bis Schwerpunkt Gewichtskraft des Unterschenkels

Berechnung:
Um eine Kniestreckung in offener Kette aktiv zu halten, gilt folgende Gleichung:

Mit dem Anteil der Quadricepskraft (F_1), welcher die Erdanziehungskraft kompensiert (F_{us}) ergibt sich die folgende Gleichung:

$$F_1 \times a = F_{us} \times b$$

Daraus resultiert die Formel: $F_1 = F_{us} \times (b/a)$

Da der Kraftvektor der Quadricepssehne nicht parallel zum Femur verläuft, werden 170 GradAbweichung mit einberechnet ($\sin 10°$). Damit ergibt sich folgende Gleichung:

$$F_Q = F_1 / \sin 10°$$

$$F_Q = \left(F_{us}/\sin 10°\right) \times (b/a)$$

$$\mathbf{F_Q = \left(60\,N/\sin 10°\right) \times (0,3\,m/0,1\,m) = 1036\,N}\text{(ungefähr 103 kg Zug)}$$

Special

Die aktive Knieextension in offener Kette generiert in der Quadricepssehne eine Kraft F_Q, die ungefähr um den Faktor 17 größer ist als die Unterschenkelgewichtskraft F_{us}!

Folglich wird bei der aktiven Kniestreckung in offener Kette die Abrissfraktur repetitiv **mit 103 kg Zug** belastet. Dies entspricht eher nicht einem funktionellen und adäquaten Reiz in der Proliferationsphase.

Antwort zu Frage 2

Durch den immer länger werdenden Unterschenkelhebel bei aktiver Knieextension, wird die Zugkraft in der Patellarsehne zunehmend größer. Die Tuberositas tibiae wird somit sehr belastet. Durch die tangentiale Anordnung des Musculus Quadriceps femoris, entsteht mit zunehmender Quadricepsaktivität eine große komprimierende Kraft im Kniegelenk.

Antwort zu Frage 3

Die entstehende Zugbelastung (1036 N oder ungefähr 103 kg) kann in repetitiver Anordnung sicher zu einer unnötigen Überdosierung führen und die Gefahr von Schraubenlockerungen und das Fördern einer Pseudoarthrose erheblich vergrößern. Daher ist diese Übungsanordnung eher ungünstig einzustufen.

Antwort zu Frage 4

Geht man von einer Person aus, die 80 kg (800 N) schwer ist, kann man folgende Berechnungen anstellen (siehe Abb. 5.3).

Gleichung:

Gewichtskraft GK $\times$ Hebelarm L1 $=$ Zugkraft PK $\times$ Hebelarm L2

Die Zugkraft in der Patellarsehne kann nun folgendermaßen abgeleitet werden:

Zugkraft PK $=$ (Gewichtskraft GK $\times$ Hebelarm L1)/Hebelarm L2

$$\mathbf{Zugkraft\ PK\ mit\ Patella = (800\,N \times 0,15\,m)/0,05\,m = 2400\,N\ (ungefähr\ 240\,kg!)}$$

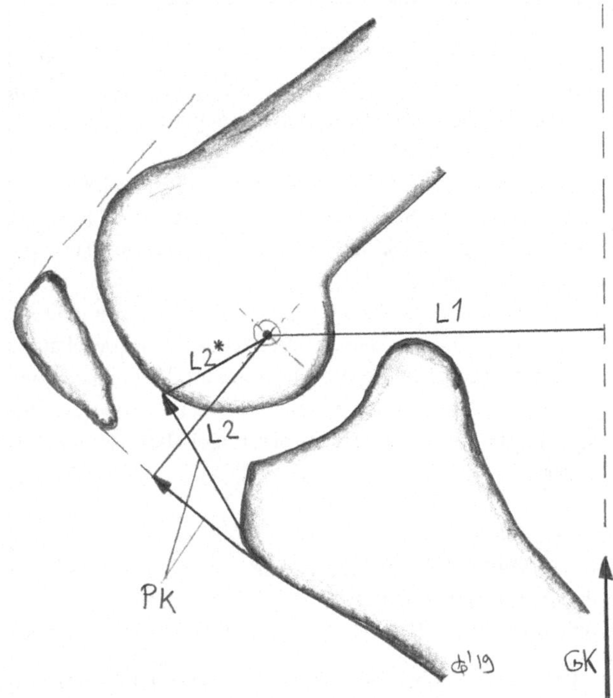

Abb. 5.3 „Squads", Zugkräfte in der Patellarsehne PK. (Vgl. Brinckmann 2000), (Grafik Umsetzung Koller T.)
GK = Gewichtskraft des Körpers (Bodenreaktonskraft in der Schwerpunktslinie)
PK = Zugkraft der Patellarsehne
L1 = Hebelarm Drehpunkt Knie bis Schwerkraftlinie (0,15 m)
L2 = Hebelarm Drehpunkt Knie bis Patellarsehne (0,05 m)
L2* = Hebelarm Drehpunkt Knie bis Patellarsehne OHNE Patella (0,03 m)

Mit einer Teilbelastung (TB) von 15 kg sieht die Zugbelastung von PK ganz anders aus. Die Gewichtskraft GK reduziert sich dementsprechend auf 15 kg (Teilbelastung).

Die anderen Annahmen bleiben dabei gleich.

So kann folgende Berechnung durchgeführt werden:

Zugkraft PK (unter TB) = (Gewichtskraft GK (unter TB) × Hebelarm L1)/Hebelarm L2

Zugkraft PK (unter TB) = (150 N × 0, 15 m)/0, 05 m = 450 N (ungefähr 45 kg!)

Special

Die klinische Erfahrung zeigt, dass bei einer Tuberositas Tibiae Abrissfraktur (operativ refixiert), Squats mit einer Teilbelastung von 15 kg gut machbar sind. Es sind allerdings bei der praktischen Ausführung zwei Punkte zu beachten.

1. Die Teilbelastung muss bei der Übung stets eingehalten werden. Gut realisierbar ist dies im Stand an einer Sprossenwand, beide Beine je auf einer Personenwaage. So können der Patient und der Therapeut stets die Teilbelastung kontrollieren.
2. Klar ist auch, je mehr Knieflexion ausgeführt wird, desto länger wird Hebelarm L1. Daraus resultiert eine größere Zugkraft in der Patellarsehne PK und somit eine Überbelastung der Abrissfraktur. Wenn der Patient die Knieflexion nur soweit ausführt, bis er seine Patella auf Höhe Zehengrundgelenk limitiert, wird der Hebelarm L1 in der Regel (bei normaler Konstitution) nicht zu groß.

Patella als Hypomochlion

Hier noch zur Veranschaulichung, welche bedeutende Zugkraftreduktionsfunktion die Patella am Kniegelenk besitzt. Die Berechnung wird hier wieder mit der ganzen Gewichtskraft des Körpers GK und OHNE PATELLA ausgeführt:

Zugkraft PK = (Gewichtskraft GK × Hebelarm L1)/ Hebelarm L2*

(**Abb.** 5.3)

ZugkraftPKohnePatella =(800 N × 0, 15 m)/0, 03 m = 4000 N(ungefähr 400 kg!)

Der Unterschied ist beträchtlich, obwohl der Hebel lediglich 2 cm kürzer ist als mit der Patella (vgl. Brinckmann 2000)!

Noch ein paar Gedanken zum femero-patellaren Gelenk im Belastungsaufbau

Im Belastungsaufbau bei Verletzungen im Bereich des Knies, sind 6 Punkte zu berücksichtigen:

1. Turn-Over-Zeiten der betroffenen Strukturen
2. Passive Stabilität
3. Aktive muskuläre Stabilisierungsfähigkeit
4. Wahrnehmung (Propriozeption)
5. Anatomie des femero-patellaren Gleitlagers
6. Femero-patellare Belastung in Abhängigkeit des Beugewinkels

▶ **Zu Punkt 1** Jedes Gewebe passt sich physiologischer Weise an den Input von außen und dessen Gebrauch im Alltag an (**Abschn.** 3.1). Gewisse Gewebearten passen sich schneller, andere langsamer an den Input von außen an. Grundsätzlich sollte bei jeder Verhaltensänderung (wie zum Beispiel Beginnen mit Sport, Beginnen mit einer neuen anstrengenden körperlichen Tätigkeit oder eben Beginnen mit einem Belastungsaufbau nach einer Teilbelastung) die spezifische Anpassungsfähigkeit der betroffenen Gewebe berücksichtigt und respektiert werden (**Tab.** 3.1 **und** 3.2). Dass dies in der klinischen Arbeit nicht immer möglich ist, ist klar – aber eine gewisse zeitliche Zurückhaltung sollte im Belastungsaufbau angestrebt werden.

Wie schon erwähnt, ist ein freigegebener Belastungsaufbau bezüglich der Schutzfunktion der Synovialflüssigkeit und Qualität des Knorpels zeitlich linear aufzubauen.

Bekannt ist, dass die Synovialflüssigkeit und die Glykosaminoglykane ungefähr 2 Wochen benötigen, um sich wieder neu bilden zu können (**siehe Tab.** 3.2).

Ein Beispiel dazu:
Tibiaplateaufraktur, erste Röntgenkontrolle nach 6 Wochen postoperativ. 15 kg Teilbelastung bis anhin. Nach Röntgenkontrolle langsamer Belastungsaufbau nach Maßgabe der Beschwerden:

Es wird sicher Patienten geben, die voller Freude ohne Stöcke in die Therapie kommen und die Vollbelastung schon ab dem ersten Tag nach der ärztlichen Kontrolle realisieren können. Bei einem 45 kg schweren Patienten ist dies wahrscheinlich weniger gravierend als bei einem 160 kg schweren Patienten.

Grundsätzlich muss man sich aber schon überlegen, ob das aus physiologischer Sicht sinnvoll ist.

Die Synovialflüssigkeit und die Knorpelqualität (Bindungsvermögen von H_2O bezüglich Anzahl von Glykosaminoglykanketten) sind nach einer Teilbelastung bei beiden Patienten deutlich herabgesetzt.

Anhand der Turn-Over-Zeiten ist somit bei beiden Patienten eine kontinuierliche lineare Belastungssteigerung angezeigt. Mindestens so, dass die betroffenen Strukturen reagieren und sich anpassen können. Beim schwereren Patienten ist ein längerer Belastungsaufbau sicher sinnvoll, da er alleine schon durch sein Körpergewicht grundsätzlich größere Kräfte auf die Gewebestrukturen generiert. Man darf aber bei diesem Patienten auch davon ausgehen, dass die Dimension (Qualität und Quantität) der Gewebe grundsätzlich größer als bei leichteren Patienten ist. Die sportliche oder körperliche Aktivität im Alltag ist bezüglich der Gewebequalität natürlich nicht zu vernachlässigen!

Ein möglicher geweberespektierender Belastungsaufbau in Anlehnung an die Turn-Over-Zeiten von Synovialflüssigkeit, Hyaluronsäure und Glykosaminoglykane, könnte folgendermaßen aussehen (vgl. Koller 2017):

Bei einem Körpergewicht von 45 kg in Wochenschritten von 15 kg auf 30 kg und dann auf 45 kg (Realisierung der Vollbelastung innert 2 Wochen).
Bei einem Körpergewicht von 110 kg in Wochenschritten von 15 kg auf 45 kg, danach auf 75 kg und dann auf 110 kg (Realisierung der Vollbelastung innert 3 Wochen).
Bei einem Körpergewicht von 140–160 kg in Wochenschritten von 15 kg auf 60 kg, danach auf 100 kg und dann auf 140–160 kg (Realisierung der Vollbelastung innert 3–4 Wochen).

Mit Realisierung der Vollbelastung ist lediglich die axiale Vollbelastung gemeint. An die Belastungsfläche über den ganzen Tag verteilt, muss man sich individuell herantasten und diesbezüglich mit dem Patienten eine klare Tagestruktur erarbeiten.

▶ **Zu Punkt 2** Ein entscheidender Faktor nach einer Knieverletzung ist sicher auch die noch vorhandene passive Stabilität. Ist diese nicht mehr genügend vorhanden, kommt es darauf an, wie gut der Patient die mangelnde passive Stabilität mit aktiv muskulärer Stabilisation zu kompensieren vermag. Auch hier ist eine Progression der Übungsanordnungen zu empfehlen. Kann der Patient die geforderte Aktivität (Übung) nicht genügend muskulär kontrollieren und stabilisieren, wird er unweigerlich in einen peripher nozizeptiv entzündlichen Schmerzmechanismus schlittern (potenzieller Zellschaden mit einhergehender Entzündungsreaktion).

▶ **Zu Punkt 3** Auch bei einer genügenden passiven Stabilität kann der Patient bei einer für ihn zu schweren Aktivität (Übung) nicht genügend muskulär stabilisieren. Dies führt auch zu einem peripher nozizeptiven Schmerzmechanismus und muss vermieden werden. Wenn passive Stabilität und gute suffiziente Kraft vorhanden sind, der Patient aber sein Knie trotzdem bei leicht belastenden Aktivitäten nicht aktiv zu stabilisieren vermag, kann ein Defizit in der Wahrnehmung (Propriozeption) vermutet werden.

▶ **Zu Punkt 4** Die Propriozeption ist die Grundvoraussetzung für eine zielgerichtete Bewegung oder eben ein gut aktiv stabilisiertes Gelenk. Durch eine Verletzung am Knie oder einem operativen Eingriff werden zwangsläufig Nervenstrukturen mitverletzt. Die Propriozeption ist somit herabgesetzt. In der Remodulierungs-phase sprießen die Nervenenden wieder in das regenerierte Gewebe ein. Bis zu diesem Zeitpunkt müssen umliegende (intakte) Nervenendigungen diese Funktion übernehmen.

Wichtig ist, dass man in der Proliferations- wie auch in der Remodulierungs-phase Übungen für die Propriozeption und die Bewegungskontrolle mit einbaut. Dies fördert die Kompensationsstrategien bezüglich der Wahrnehmung und unter-stützt den Gebrauch der neu einwachsenden Nervenendigungen.

▶ **Zu Punkt 5** Seedorn (1979) untersuchte die Lokalisation und Größe der Kontaktflächen des femero-patellaren Gelenkes. Er stellte fest, dass mit zunehmendem Beugewinkel die Kontaktfläche kleiner wird. Sind nun die Knorpelqualität und die Synovialflüssigkeitsqualität nach einer 6-wöchigen Teil-belastung herabgesetzt, ist eine hohe Krafteinwirkung auf einer kleinen Fläche (Druck p) ungünstig. Der Knorpel vermag dem viel zu hohen Druck eventuell gar nicht standzuhalten. Eine asymptomatische Präarthrose kann entstehen. Feststellen können wird man dies aber erst im fortgeschrittenen Alter.

▶ **Zu Punkt 6** Die zunehmende Belastung des femero-patellaren Gleitlagers bei zunehmendem Beugewinkel spricht auch für eine Einschränkung des belasteten Bewegungsumfanges in Flexion während des Belastungsaufbaus (vgl. Seedorn 1979).

Ab 60 Grad Beugewinkel im Knie steigt die Belastung sehr steil an (bei 60 Grad → 1000 N, bei 80 Grad → 2500 N und bei 120 Grad → 5000 N). Diese Tatsache und die Tatsache, dass die Kontaktfläche des femero-patellaren Gelenkes mit zunehmendem Beugewinkel kleiner wird, sprechen auch klar für eine Ein-schränkung des belasteten Beugewinkels am Knie von **60 Grad** bis hin zum voll realisierten Belastungsaufbau.

Special

Im Belastungsaufbau sollten nur Aktivitäten generiert werden, die eine Knie-beugung **zwischen 0 und ca. 60 Grad** benötigen. Klassische Beispiele wären da der Fahrradergometer (hohe Sitzposition und verkürzte Pedaleinstellung) und die Beinpresse. Nach dem vollendeten Belastungsaufbau kann dann auch der belastete Bewegungsumfang zunehmend erweitert werden.

5.3 Praktisches Beispiel 3 (Acetabulum Hinterwandfraktur)

Status nach Acetabulum Hinterwandfraktur, refixiert mit einer Ostesynthesenverplattung, Fäden in situ, 10 Tage postoperativ, 15 kg axiale Teilbelastung, 70 Grad Flexionslimite.

Fragen
1. Wieviel komprimierende Kraft (F_2) entsteht bei aktiver Streckhebung des ganzen Beines auf die Frakturstelle (**siehe Abb.** 5.4)?
2. Wo entstehen potenziell Kräfte und Momente?
3. Aktive Streckhebung des Beines Ja/Nein?

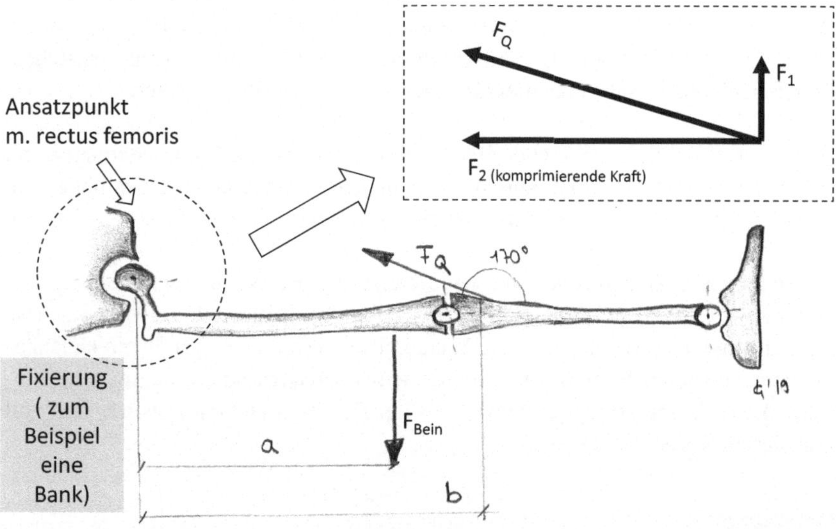

Abb. 5.4 Berechnung der komprimierenden Kraft F_2 durch die Aktivität des Musculus Quadriceps femoris bei aktiver Streckhebung des gestreckten ganzen Beines in Richtung der Hüftgelenkspfanne. (Eigene Darstellung)

F_{Bein} = Gewichtskraft des ganzen Beines (Schwerpunkt) → 160 N (ungefähr 16 kg)
F_Q = Zugkraft des Musculus quadriceps femoris
a = Hebelarm Drehpunkt Hüftgelenk bis Schwerpunkt Bein (F_{Bein}) → (0.3 m)
b = Hebelarm Drehpunkt Hüftgelenk bis Ansatzpunkt vom Musculus quadriceps femoris (F_Q) → (0.45 m)
tan α = 10 Grad
F_1 = tangentiale Kraft zur Bewegungsrichtung
F_2 = komprimierende Kraft (Druckbelastung auf die Hüftgelenkspfanne)

Antwort zu Frage 1

Durch die Anordnung des Musculus Quadriceps femoris ist klar, dass bei dessen Aktivität eine komprimierende Kraft (F_2) auf das Hüftgelenk generiert wird. Für eine kompressionsfreie Streckhebung des ganzen Beines müsste der Ursprung des Quadriceps theoretisch direkt oberhalb des Kniegelenkes an der Zimmerdecke sein (wie bei einem Flaschenzug). Da dem aber nicht so ist, muss er für die aktive Streckhebung aus einer eher ungünstigeren Position arbeiten. Geht man davon aus, dass die aktive Streckhebung statisch bei 90 Grad Hüftbeugung gehalten wird, können folgende Berechnungen anstellt werden:

$$F_{Bein} \times a = F_1 \times b$$

$$F_2 = F_1/\tan \alpha$$

$$F_{Bein} \times a = F_2 \times \tan \alpha \times b$$

$$F_2 = a/b \times F_{Bein}/\tan \alpha$$

$$\mathbf{F_2 = a/b \times F_{Bein}/\tan 10\,Grad = 0,3\,m/0,45\,m \times 160\,N/\tan 10\,Grad = 601\,N}$$

Bei aktiver Streckhebung des ganzen gestreckten Beines mit einem Hüftbeugewinkel von 90 Grad, entsteht durch die Quadricepsaktivität eine **Kompressionskraft von 601 N, also ungefähr 60 kg.**

Einfacher gesagt:
   Die Quadricepskraft entspricht dem **knapp Vierfachen** der Gewichtskraft des Beines!

Antwort zu Frage 2

Ein großes Drehmoment entsteht im Hüftgelenk selbst. Viel bedeutender sind aber die komprimierenden Kräfte im Hüftgelenk und im Kniegelenk. Die Hinterwand des Acetabulum (oder das Osteosynthesematerial) muss in diesem Fall eine entgegenwirkende Kraft von 601 N aufbringen (aushalten können). Zumal in dieser vereinfachten Berechnung die komprimierende Wirkung des Synergisten Musculus iliopsoas nicht berücksichtigt wurde.

Antwort zu Frage 3

Ganz klar Nein! Die entstehenden Kräfte sind für eine plattenosteosynthetische Versorgung definitiv zu groß. Zumal die komprimierende Komponente des Musculus Iliopsosas (Synergist) NICHT mit berücksichtigt ist!

Special

Wenn man bedenkt, wie schnell ein Patient beim Transfer ins Bett mit dem betroffenen Bein eine aktive Streckhebung ausführt (und das noch mit Schwung) – so sollte eine solche Aktivität konsequent vermieden werden! Greift sich der Patient selber unter sein Knie (auf der betroffenen Seite) und unterstützt somit sein Bein, führt die Aktivität langsam und kontrolliert aus, können die einwirkenden Kräfte schon deutlich reduziert werden.

5.4 Praktisches Beispiel 4 (Humeruskopffraktur)

Status nach stabiler Humeruskopffraktur, konservativ behandelt, 6 Wochen posttraumatisch, nach Röntgenkontrolle, nun aktives Bewegen erlaubt, vorsichtiger Belastungsaufbau nach Maßgabe der Beschwerden.

Fragen

1. Wieviel komprimierende Kraft entsteht bei aktiver Abduktion des gestreckten Armes in der Frakturstelle, im Schultergelenk (siehe Abb. 5.5)?
2. Wo entstehen potenziell Kräfte und Momente?
3. Ist die Verwendung eines elastischen Bandes sinnvoll?

Antwort zu Frage 1

Um die komprimierende Kraft in der Frakturstelle zu berechnen, müssen zuerst Annahmen getroffen werden:

$$F_G = 30\,\text{N} \ \left(\text{ungefähr 3\,kg}\right)$$
$$F_L = 5\,\text{N} \ \left(\text{ungefähr } 0,5\,\text{kg}\right)$$
$$a = 0,3\,\text{m}$$
$$b = 0,66\,\text{m}$$
$$c = 0,03\,\text{m}$$

unter diesen Annahmen kann für alle Übungen ohne zusätzliches Gewicht folgende Gleichung aufgestellt werden (vgl. Heinlein 2017):

$$F_G \times a = F_R \times c$$

$$\mathbf{F_R = (F_G \times a)/c = (30\,N \times 0,3\,m)/0,03\,m = 300\,N\ (ungefähr\ 30\,kg)}$$

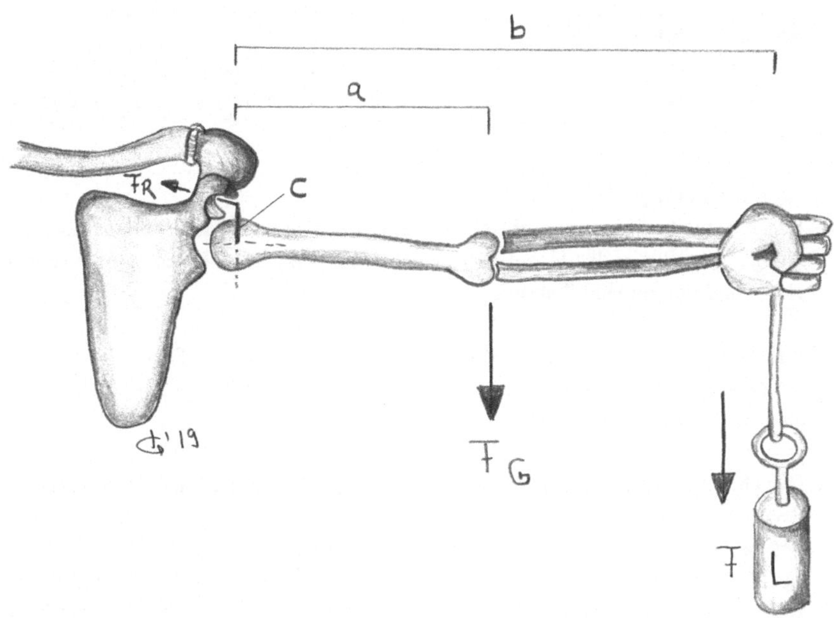

Abb. 5.5 Aktive Schulterabduktion: Entstehende Kräfte in der Frakturstelle, im Schultergelenk. (Vgl. Koller 2017) (Eigene Darstellung)
F_R = Resultierende Kraft (m. supraspinatus und m. deltoideus), bereits tangential zur Drehachse
ausgerichtet
F_G = Gewichtskraft des ganzen Armes
F_L = Last (Hantel)
a   = Hebelarm vom Drehpunkt Schultergelenk bis Angriffspunkt der Gewichtskraft F_G
(Schwerpunkt)
b   = Hebelarm vom Drehpunkt Schultergelenk bis Angriffspunkt der Last F_L
c   = Hebelarm vom Drehpunkt Schultergelenk bis Angriffspunkt der Muskulatur

Verwendet man für eine aktive Abduktion noch ein zusätzliches Gewicht,
z. B. in Form einer 500 g Hantel, ergibt sich folgende Gleichung:

$$(F_L \times b) + (F_G \times a) = F_R \times c$$

$$\mathbf{F_R} = ((F_L \times b) + (F_G \times a))/c = ((5\,N \times 0,66\,m) + (30\,N \times 0,3\,m))/0,03\,m$$

$$= 410\,N\,(\text{ungefähr}\,41\,kg)$$

Antwort zu Frage 2

Zugkräfte entstehen vor allem in der Muskulatur, welche bei einer Abduktion des Armes aktiv sein müssen. Druckkräfte entstehen im Humeruskopf und im Glenoid.

Antwort zu Frage 3

Diese Frage kann nicht abschließend beantwortet werden. Es ist eine Frage der Ausgangsstellung, der Hebelverhältnisse, der Wahl des Therabandes® (Farbcode) und dessen Handhabung.

Wenn oben genannter Patient in die Therapie kommt und der Therapeut vor der Entscheidung steht, welche Übung er mit dem Patienten bezüglich Kraftaufbau machen will, sind folgende Punkte zu bedenken:

1. Die aktive Zentrierung des Humeruskopfes im Glenoid ist für den Patienten in der Scapulaebene am einfachsten zu realisieren. Somit macht es Sinn, Übungen beginnend aus der Scapulaebene auszuführen.
2. Je kürzer der Hebel (bei gleichbleibender Last), desto weniger Drehmoment wird generiert. Desto weniger Zug- und Druckkräfte entstehen in den verletzten Strukturen. Der Beginn des Trainings mit kurzen Hebeln reduziert somit die Belastung auf die verletzte Struktur.
3. Der Beginn mit den geringsten Gewichten (Eigengewicht), gefolgt von einer leichten Progression mit freien Gewichten, Zugapparaten (linear) oder Therabändern® (progressiv) ergibt einen an die Situation angepassten Aufbau.
   Eine isokinetische Trainingsweise würde in dieser Situation Vorteile bringen, ist aber nur in großen Rehabilitationskliniken verfügbar.
4. Bei der Verwendung von elastischen Bändern sind unterschiedliche Aspekte im Belastungsaufbau zu beachten. Nimmt man als Beispiel ein Theraband®, fixiert stehend mit dem Fuß das eine Ende, nimmt das andere Ende in die Hand der betroffenen Seite und gibt dem Patienten den Auftrag, eine aktive Abduktion zu beüben. Diese Übung ist sehr komplex in der Ausführung und somit zu Beginn des Belastungsaufbaus motorisch herausfordernd. In der Ausgangsstellung ist der Hebelarm a klein und die Last $F_{L1} = 0$ kg (Abb. 5.6). Je mehr der Patient die aktive Abduktion ausführt, desto länger wird der Hebelarm (b bei 90 Grad Abduktion) und desto größer wird die Last F_{L2} (je nach Farbcode des Therabandes® und dessen jeweiliger Vordehnung). Dies ist für einen beginnenden Belastungsaufbau bei posttraumatischen oder postoperativen Diagnosen im Bereich des Schultergürtels sehr belastend. Der immer größer werdende

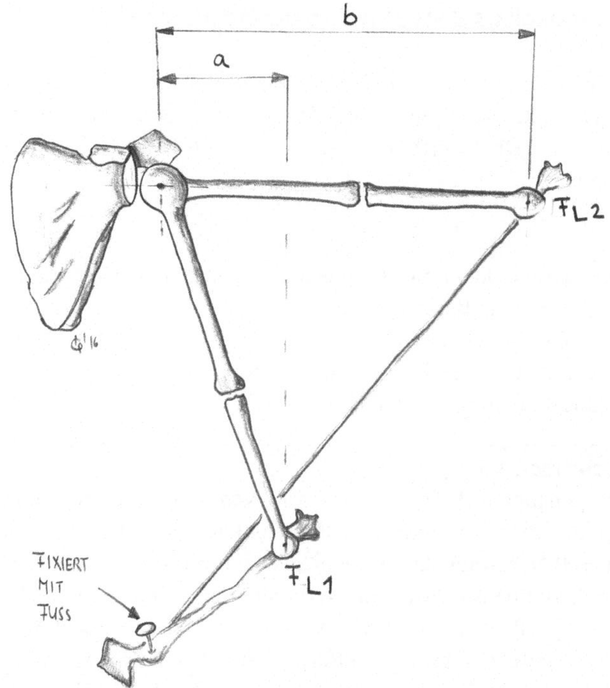

Abb. 5.6 Schematische Darstellung der Kräfte- und Hebelwirkungen bei der Verwendung eines elastischen Bandes bei aktiver Abduktion im Schultergelenk. (Vgl. Koller 2017) (Eigene Darstellung)
a   = Hebelarm mit entlastetem Theraband®
b   = Hebelarm mit gedehntem Theraband®
F_{L1} = Last vom entlasteten Theraband® → 0 kg
F_{L2} = Last vom gedehnten Theraband® → x kg (je nach Farbcode und Dehnung)

Hebelarm und die zunehmende Dehnung des Therabandes® verstärken sich und bewirken in der Endstellung eine maximale Belastung auf das Schultergelenk.

Diese Situation kann mit den therapeutischen Maßnahmen, Hebel zu Anfang verkürzen und verringerte Dehnung (z. B. längeres Theraband®, Farbcode-wahl), entschärft werden.

Worst Case: Wenn der Patient in 90 Grad aktiver Abduktion unter Last einen einschießenden Schmerz verspürt, dadurch eine reflektorische Muskelaktivi-tätshemmung erfährt, ihm der Arm durch die Dehnung vom Theraband® kräf-tig heruntergezogen wird, kann dies zu sekundären Gewebeschädigungen und unangenehmen Schmerzzuständen führen.

5.5   Praktisches Beispiel 5 (Scaphoidfraktur)

Status nach Scaphoid Fraktur, refixiert mit Zugschrauben, 8 Wochen postoperativ, keine Stützaktivität, Bewegen nach Maßgabe der Beschwerden, beginnender Belastungsaufbau (Duckworth et al. 2012, S. 961–968: Gholson et al. 2019, S. 1210–1219).

Fragen
1. Wieviel Druck kann im Handgelenk entstehen bei einem beginnenden Faustschluss ohne Beschwerden?
2. Welche Belastung kann in der Frakturstelle auftreten (Abb. 5.7)?
3. Ist eine Beübung des Faustschlusses mit 10 kg direkt nach Freigabe zum Belastungsaufbau für die weitere Heilung förderlich?

Antwort zu Frage 1
Im oben genannten Beispiel wird zur Vereinfachung angenommen, dass die Kraft um einen beginnenden Faustschluss mit 10 kg zu gewährleisten, ungefähr 100 N beträgt. Diese muss als komprimierende Kraft vom ganzen Handgelenk kompensiert werden. Wenn nun diese Kraft vornehmlich über den zweiten Strahl (Phalangs II) läuft, wird das frakturierte Scaphoid der gesamten Kraft ausgesetzt. Die Kontaktfläche zum Trapezoid beträgt ca. $0,5\ cm^2$. Das heißt, dass im schlimmsten Fall die ganze Kraft (100 N) auf einer Fläche von $0,5\ cm^2$ wirken kann. Dies würde einem Druck $p = F/A = 100\ N/0,005\ m^2 = 20.000\ N/m^2$, also ungefähr zwei Tonnen Gewicht verteilt auf einen Quadratmeter, entsprechen.

Wird der Faustschluss auf mehrere Phalangs versteilt, verringert sich die punktuelle Belastung auf die Frakturstelle.

Antwort zu Frage 2
Bereits beantwortet mit der Antwort auf Frage 1.

Antwort zu Frage 3
Wenn eine Kraft von 100 N (zu Beginn des Faustschlusses) doch relativ klein erscheint, ist in dieser Anordnung der Druck auf die Frakturstelle entscheidend. Da das Scaphoid eine nur sehr kleine Kontaktfläche zum Trapezoid besitzt, ist die Belastung auf dieser Fläche immens höher und benötigt somit einem eher zurückhaltenden Belastungsaufbau.

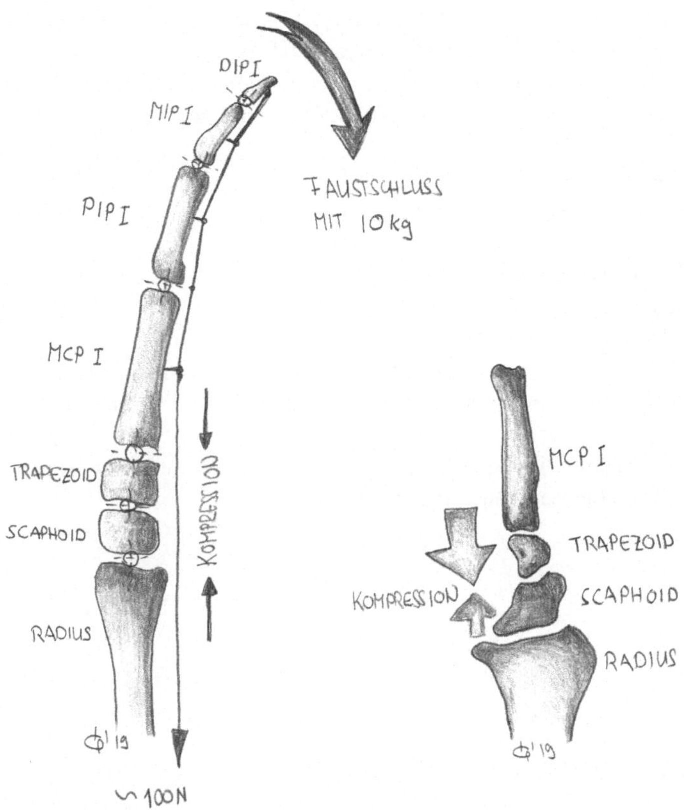

Abb. 5.7 Schematische Darstellung eines Faustschlusses mit 10 kg als Grundlage der Berechnung. (Eigene Darstellung)

Zusammenfassung bezüglich biomechanischer Grundlagen:

1. Möglichst funktionelle Aktivitäten in der Proliferationsphase beüben (unter der Berücksichtigung von entstehenden Kräften durch Hebel und Masse).
2. Beschleunigungen und Scherkräfte in der Proliferationsphase möglichst vermeiden.
3. Mehr Drehmoment entsteht, je größer die Masse ist und je länger der Hebel ist (in offener Kette).

4. Aktive Muskulatur kann zusätzlich zur gewollten Aktivität ein Vielfaches an Belastung für Frakturstellen oder defektes Gewebe generieren.
5. Bei Extremitäten (offene Kette): Je proximaler die Fraktur, desto mehr entstehen Drehmomente und Kräfte in der Fraktur.

Special

Zusammenfassung bezüglich Belastungsaufbau:

1. Turn-Over-Zeiten der betroffenen Gewebestruktur muss berücksichtigt werden.
2. Suffiziente passive Stabilität vorhanden?
3. Suffiziente aktive muskuläre Stabilisation (Kompensation) vorhanden?
4. Suffiziente Wahrnehmung (Propriozeption) vorhanden? Genügend Bewegungskontrolle vorhanden?
5. Biomechanische Aspekte der betroffenen Region müssen bekannt sein und im Belastungsaufbau berücksichtigt werden.

Was Sie aus diesem *essential* mitnehmen können

- Festigung und Anwendung biomechanischer Grundlagen
- Differenziertere Wahl von therapeutischen Interventionen sensibilisiert auf Hebelwirkungen und Kräfte im jeweiligen Frakturgebiet
- Klinischer Übertrag in den Alltag

© Springer Fachmedien Wiesbaden GmbH, ein Teil von Springer Nature 2020   43
T. Koller, *Klinische Umsetzung der Biomechanik in der postoperativen Nachbehandlung,* essentials, https://doi.org/10.1007/978-3-658-27959-2

Literatur

Andalib, M. N., et al. (2016). Biomimetic substrate control of cellular mechanotransduction. *Biomaterials Research, 20,* 11. https://doi.org/10.1186/s40824-016-0059-1.

Balestrini, J. L., & Billiar, K. L. (2006). Equibiaxial cyclic stretch stimulates fibroblasts to rapidly remodel fibrin. *Journal of Biomechanics, 39*(16), 2983–2990.

Bergmann, G., Graichen, F., & Rohlmann, A. (1993). Hip joint loading during walking and running, measured in two patients. *Journal of Biomechanics, 26,* 969–990.

Bergmann, G., Deuretzbacher, G., Heller, M., Graichen, F., Rohlmann, A., Strauss, J., & Duda, G. N. (2001). Hip contact forces and gait patterns from routine activities. *Journal of Biomechanics, 34,* 859–871.

Bouffard, N. A., Cutroneao, K. R., Badger, G. J., White, S. L., Buttoph, T. R., Ehrlich, H. P., Stecvens-Tuttle, D., & Langevin, H. M. (2008). Tissue stretch devreases soluble TFG B1 and Type-1 procollagen in mouse subcutaneous cennective tissue: Evidence from ex vivo and in vivo models. *Journal of Cellular Physiology, 214*(2), 389–395.

Brinckmann, P. (2000). *Orthopädische Biomechanik.* Stuttgart: Thieme.

De Morree, J. J. (2001). *Dynamik des menschlichen Bindegewebes: Funktion, Schädigung und Wiederherstellung.* München: Urban Fischer.

Diemer, F., & Sutor, V. (2011). *Praxis der medizinischen Trainingstherapie I, Lendenwirbelsäule, Sakroiliakalgelenk und untere Extremität.* Stuttgart: Thieme.

Duckworth, A. D., Buijze, G. A., Moran, M., Gray, A., Court-Brown, C. M., et al. (2012). Predictors of fracture following suspected injury to the scaphoid. *The Journal of Bone and Joint Surgery, 94*(7), 961–968.

Eckes, B., & Nitsch, R. (2010). Cell-matrix interactions in dermal repair and scarring. *Fibrogenes. Tissue Repair, 3,* 4.

Gholson, J. J., Bae, D. S., Zurakowski, D., & Waters, P. M. (2019). Scaphoid fractures in children and adolescents: Contemporary injury patterns and factors influencing time to union. *The Journal of Bone and Joint Surgery, 93*(13), 1210–1219.

Goldstein, H. (1963). *Klassische Mechanik* (S. 1963). Frankfurt a. M.: Akademische Verlagsgesellschaft.

Heinlein, B. (2017). *Aus Vorlesung Biomechanik an der Zürcher Fachhochschule für angewandte Wissenschaften.* Winterthur: Biomechanisches Institut.

© Springer Fachmedien Wiesbaden GmbH, ein Teil von Springer Nature 2020

T. Koller, *Klinische Umsetzung der Biomechanik in der postoperativen Nachbehandlung,* essentials, https://doi.org/10.1007/978-3-658-27959-2

Huang, C., Holfeld, J., Schaden, W., Orgill, D., & Ogawa, R. (2013). Mechanotherapy: Revisiting physical therapy and recruiting mechanobiology for a new era in medicine. *Trends in Molecular Medicine, 19*(9), 555–564.

Khan, K. M., & Scott, A. (2009). Mechanotherapy: How physical therapists' prescription of exercise promotes tissue repair. *British Journal of Sports Medicine, 43*(4), 247–252.

Koller, Thomas. (2017). *Physiotherapeutische Diagnostik, Hypothesengeleitet und klinisch relevant entscheiden.* Stuttgart: Thieme.

Offizielle deutsche Website. www.thera-band.de: © 2019 vitality sports GmbH.

Paul, H. (2012). Gustilo-Anderson classification. *Clinical Orthopaedics and Related Research, 470*(11), 3270–3274.

Planck Max. (1899). Über irreversible Strahlungsvorgänge. Sitzungsberichte der Königlich Preußischen Akademie der Wissenschaften zu Berlin. Erster Halbband (Verl. d. Kgl. Akad. d. Wiss., Berlin 1899). S. 479–480.

Schönle, C. (2004). *Praxiswissen Halte- und Bewegungsorgane* (1. Aufl.). Stuttgart: Thieme.

Söll, H. (1975). *Biomechanik in der Sportpraxis.* Schorndorf D: Verlag Hofmann. ISBN 3-7780-5962-9.

Van den Berg, F. (2011). *Das Bindegewebe des Bewegungsapparates verstehen und beeinflussen* (3. Aufl.). Stuttgart: Thieme.

Willimczik, K. (1998). *Biomechanik der Sportarten.* Hamburg: rororo-Sport Rowohlt Taschenbuchverlag Reibeck. ISBN 3-499-18601-2.

Wolters Kluwer Health. (2018). Fracture and dislocation compendium-2018. *A Joint Collaboration Between the Orthopaedic Trauma Association and the AO Foundation, Davos CH, 3*(21), S1–S170.